U0302139

中国医学临床百家

林仲秋 / 著

外阴癌 CARCINOMA OF VULVA
林仲秋 2016 观点

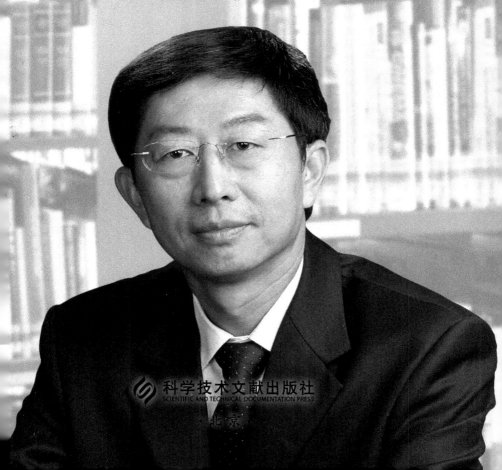

科学技术文献出版社
SCIENTIFIC AND TECHNICAL DOCUMENTATION PRESS
·北京·

图书在版编目（CIP）数据

外阴癌林仲秋2016观点 / 林仲秋著. —北京：科学技术文献出版社，2016. 12（2019. 7 重印）

ISBN 978-7-5189-2054-9

Ⅰ. ①外⋯　Ⅱ. ①林⋯　Ⅲ. ①外阴疾病—癌—诊疗　Ⅳ. ① R737.35

中国版本图书馆 CIP 数据核字（2016）第 252979 号

外阴癌林仲秋2016观点

策划编辑：蔡　霞　责任编辑：巨娟梅　蔡　霞　责任校对：赵　瑷　责任出版：张志平

出　版　者	科学技术文献出版社
地　　　址	北京市复兴路15号　邮编　100038
编　务　部	（010）58882938，58882087（传真）
发　行　部	（010）58882868，58882870（传真）
邮　购　部	（010）58882873
官 方 网 址	www.stdp.com.cn
发　行　者	科学技术文献出版社发行　全国各地新华书店经销
印　刷　者	北京虎彩文化传播有限公司
版　　　次	2016 年 12 月第 1 版　2019 年 7 月第 6 次印刷
开　　　本	880×1230　1/32
字　　　数	41千
印　　　张	3.25　彩插8面
书　　　号	ISBN 978-7-5189-2054-9
定　　　价	68.00元

序
Foreword

韩启德

  欧洲文艺复兴后，以维萨利发表《人体构造》为标志，现代医学不断发展，特别是从 19 世纪末开始，随着科学技术成果大量应用于医学，现代医学发展日新月异，发生了根本性的变化。

  在过去的一个世纪里，我国现代化进程加快，现代医学也急起直追。但由于启程晚，经济社会发展落后，在相当长的时期里，我国的现代医学远远落后于发达国家。记得 20 世纪 50 年代，我虽然生活在上海这个最发达的城市里，但是母亲做子宫切除术还要到全市最高级的医院才能完成；我患猩红热继发严重风湿性心包炎，只在最严重昏迷时用过一点青霉素。20世纪60~70年代，我从上海第一医学院毕业后到陕西农村基层工作，在很多时候还只能靠"一根针，一把草"治病。但是改革开放仅仅30多年，我国现代医学的发展水平已经接近发达国家。可以说，世界上所有先进的诊疗方法，中国的医生都能做，有的还做得更好。更为可喜的是，近年来我国医学界开始取得越来越多的原创性成果，在某些点上已经处于世界领先地位。中国医生已经不再盲从发达国家的疾病诊疗指南，而能根据我们自己的经验和发现，根据我国自己的实际情况制定临床标准和规范。我们越来越有自己的东西了。

要把我们"自己的东西"扩展开来，要获得越来越多"自己的东西"，就必须加强学术交流。我们一直非常重视与国外的学术交流，第一时间掌握国外学术动向，越来越多地参与国际学术会议，有了"自己的东西"也总是要在国外著名刊物去发表。但与此同时,我们更需要重视国内的学术交流,第一时间把自己的创新成果和可贵的经验传播给国内同行,不仅为加强学术互动,促进学术发展,更为学术成果的推广和应用,推动我国医学事业发展。

我国医学发展很不平衡,经济发达地区与落后地区之间差别巨大,先进医疗技术往往只有在大城市、大医院才能开展。在这种情况下,更需要采取有效方式,把现代医学的最新进展以及我国自己的研究成果和先进经验广泛传播开去。

基于以上考虑,科学技术文献出版社精心策划出版《中国医学临床百家》丛书。每本书涵盖一种或一类疾病,由该疾病领域领军专家撰写,重点介绍学术发展历史和最新研究进展,并提供具体临床实践指导。临床疾病上千种,丛书拟以每年百种以上规模持续出版,高时效性地整体展示我国临床研究和实践的最高水平,不能不说是一个重大和艰难的任务。

　　我浏览了丛书中已经完稿的几本书，感觉都写得很好，既全面阐述有关疾病的基本知识及其来龙去脉，又介绍疾病的最新进展，包括笔者本人及其团队的创新性观点和临床经验，学风严谨，内容深入浅出。相信每一本都保持这样质量的书定会受到医学界的欢迎，成为我国又一项成功的优秀出版工程。

　　《中国医学临床百家》丛书出版工程的启动，是我国现代医学百年进步的标志，也必将对我国临床医学发展起到积极的推动作用。衷心希望《中国医学临床百家》丛书的出版取得圆满成功！

　　是为序。

2016 年 5 月

作者简介
Author introduction

　　林仲秋，中山大学首届名医、妇产科学二级教授、主任医师，博士研究生导师。现任中山大学孙逸仙纪念医院妇科肿瘤专科主任、澳门镜湖医院妇产科顾问医师。中国优生科学协会生殖道疾病诊治分会副主任委员、中国抗癌协会妇科肿瘤专业委员会常务委员、广东抗癌协会妇科肿瘤专业委员会主任委员、中华医学会妇科肿瘤学分会委员、中华医学会广东妇产科学会副主任委员、广东妇科肿瘤学组副组长、广东中西医结合学会妇产科分会副主任委员、国内多种学术杂志常务编委或编委。担任国家卫生计生委统编教材《妇产科学》"专升本""成人大专"第1版、第2版编委;临床医学《妇产科学》第6版编委,第7版和第8版副主编;《妇产科学》成人教育版、《妇科手术彩色图解》《宫颈癌手术难点与技巧图解》等30余部专著主编或副主编。

1983年毕业于中山医学院,从医33年,主攻妇科肿瘤,在妇科手术方面技术精湛,多次受邀进行手术表演及讲学,手术的方法和技巧已被临床普遍借鉴应用。擅长宫颈癌、子宫内膜癌、卵巢癌、外阴癌、阴道癌、生殖道畸形矫形、生殖道瘘修补等妇科疑难手术。致力于国际权威妇科肿瘤诊治指南在中国的推广,每年对主要国际妇科肿瘤最新权威指南如FIGO、NCCN等指南进行解读和讲解。

前言
Preface

因为少见，所以神秘。

外阴癌仅占女性生殖道恶性肿瘤的 4% ～ 5%。其发病率低，对于大多数妇科医生来讲，可能一年碰不到一两例。实践机会不多，经验难以积累，偶然遇到，避之不及。

手术、化疗和放疗是目前治疗恶性肿瘤的三大手段。除了某些淋巴系统肿瘤和妊娠滋养细胞肿瘤可以靠化疗治愈或长期缓解外，对于大多数实体瘤而言，化疗只是辅助治疗手段，外阴癌亦然。本来外阴癌位于体表，射线容易到达肿瘤组织进而杀灭肿瘤，然而，射线在杀灭肿瘤的同时，肿瘤病灶周围皮肤往往也同时遭殃。因此，手术是外阴癌的主要治疗方法。

近年来，妇科医生的手术水平已有很大的提高，对广泛子宫、淋巴切除、细胞减灭等手术，早已得心应手。遇到外阴癌，却束手无策。实际上，外阴癌的手术并不复杂，若仅从手术难度而言，甚至比宫颈癌、卵巢癌的手术还简单。

本书从诊断、治疗原则、手术方法、手术技巧等方面入手，简要介绍了外阴癌诊治相关的进展，既有权威国际诊治指南的介绍，也有我本人手术技巧和手术经验的总结。

撰写本书的目的，在于帮助后来者捅破最后一层"窗户纸"，揭开外阴癌的神秘面纱，从陌生到熟悉，从恐惧到淡定。

只要多实践、勤思考、善总结，终能达到克敌制胜之完美境界。

飞往里斯本参加 IGCS 会议途中匆匆草就

目 录
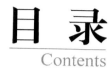

外阴癌流行病学和癌前病变

1. 外阴癌是少见的女性生殖道恶性肿瘤

外阴癌比较少见，约占所有女性生殖系统恶性肿瘤的 4%。多见于绝经后妇女，发病率随年龄的递增而升高。外阴癌虽然显露于体表易于早期被发现，但确诊时多为晚期。大多数鳞状细胞癌发生于大阴唇，但也可发生于小阴唇、阴蒂和会阴。

大多数下生殖道癌，包括外阴癌、阴道癌和宫颈癌，有相同的病因，都与高危型人乳头瘤病毒（human papilloma virus，HPV）感染密切相关。HPV 是一种小的环状 DNA 病毒，主要侵犯宫颈鳞状上皮的基底层细胞和宫颈转化区的化生上皮细胞，外阴和阴道也是 HPV 易感部位。目前发现 HPV 有 100 多个型别，其中 50 多个型别与生殖道感染有关。

根据引起宫颈癌的可能性，国际癌症研究机构将其分为高危型 HPV，包括 16 型、18 型、31 型、33 型、35 型、39 型、45 型、51 型、52 型、56 型、58 型、59 型；疑似高危型 HPV，包括 26 型、53 型、66 型、67 型、68 型、70 型、73 型、82 型；低危型 HPV，包括 6 型、11 型、40 型、42 型、43 型、44 型、54 型、61 型、72 型、81 型、89 型。

2. 外阴上皮内瘤病变是外阴癌的癌前病变

外阴上皮内瘤病变（vulvar intraepithelial neoplasia，VIN）作为一种外阴癌的癌前病变，多见于年轻妇女，可能与宫颈和阴道的类似病变相关。2004 年，国际外阴阴道疾病研究协会（International Society for the Study of Vulvovaginal Disease，ISSVD）介绍了外阴鳞状上皮内瘤变的新分类。VIN1 将不再使用，而 VIN2 及 VIN3

则简称为 VIN。VIN 有两种：①寻常型 VIN，包括疣状，基底细胞样和混合型，其中多数病例与 HPV 感染相关；②分化型 VIN，主要见于年长妇女，常与硬化性苔藓和（或）鳞状上皮过度增生相关。随着人群中 HPV 疫苗的使用日益增多，绝经前女性中寻常型 VIN 与外阴浸润癌的发病率同时显著下降。

3.HPV 感染与 VIN 密切相关

高危型 HPV、疑似高危型 HPV 与高级别和低级别的外阴、阴道、宫颈上皮内瘤变及癌相关；低危型 HPV 与生殖器疣和低级别的外阴、阴道、宫颈上皮内瘤变相关。

50%～75% 的女性一生中可能会感染 HPV，感染通常是"一过性"或"一过性 HPV 携带状态"。多数可以自主清除，平均时间为 6～12 个月。90%～95% 的 HPV 会在 24 个月内被清除，只有持续的 HPV 感染才会发生病变或癌。外阴癌的病因与宫颈癌相似，都与高危型 HPV 感染密切相关。

HPV 感染的危险因素包括无保护性交；涉及感染区域的密切的外阴皮肤－皮肤接触；免疫缺陷疾病；多

个男性伴或男性伴有多个女性伴。

性传播疾病的预防措施同样适用于外阴癌的预防。预防 HPV 感染也是预防 VIN 的有效方法，性伴侣间坚持正确地使用避孕套能减少 HPV 传染，但不能完全防止 HPV 感染。目前已上市预防宫颈癌的 2 价（预防 HPV16 型、18 型）、4 价（预防 HPV6 型、11 型、16 型、18 型）、9 价（预防 HPV6 型、11 型、16 型、18 型、31 型、33 型、45 型、52 型、58 型）HPV 疫苗，也可用于预防 VIN。

目前，对 HPV 感染的治疗缺乏良方，现今的策略是"治病即治毒"。即治疗 HPV 感染造成的病变，使 HPV 在一定时间（12 个月）内被清除，需及时发现外阴尖锐湿疣并及时治疗。

4. VIN 的治疗需个体化，方法多种多样

VIN 的治疗强调个体化，应综合考虑以下因素：病灶的范围、部位、VIN 级别、数量（多灶性），患者年龄、有无并发症、性功能需求、生育要求等；综合考虑治疗方法、疗效、功能或结构的影响、复发风险。其基本治疗原则是先活检排除浸润癌。大部分 VIN1 可自

行消退，通常只需密切随访，1年后仍存在时再治疗。VIN2 可以密切观察，也可及时治疗。VIN3 发展为浸润癌风险大，需及时治疗。

VIN 的药物治疗：可局部外用 5% 氟尿嘧啶软膏或 5% 咪喹莫特乳膏，但有阴道局部药物刺激反应。据报道，临床完全反应率为 50%～86%，对多灶性病变可能有效，缺点是复发率高。

激光和光动力治疗是常用的物理治疗方法，手术切除则适合于病灶范围较小的病灶。

外阴癌病理和临床表现

5. 外阴癌最常见的组织病理学类型是鳞状细胞癌

外阴癌的组织病理学类型很多，有鳞状细胞癌、恶性黑色素瘤、疣状癌、外阴 Paget's 病、非特异性腺癌、非特异性基底细胞癌和前庭大腺癌。约 80% 的外阴癌为鳞状细胞癌。

在癌症治疗中心，恶性黑色素瘤是第二种常见的病理类型，而社区研究报告中显示基底细胞癌是第二种常见的病理类型。

6. 外阴癌尚无可接受的筛查程序

宫颈癌有完善的筛查程序，而外阴癌尚无可接受的筛查程序。如宫颈癌或阴道癌病史的患者定期随访时，需常规检视外阴和阴道，必要时采用阴道镜来检查；有硬化性苔藓或有 VIN 病史的患者也应定期监测，并指导患者利用镜子进行常规自检。

7. 外阴肿物是外阴癌主要的临床表现，诊断必须有病理活检结果

外阴癌可以无症状，但大多数患者会出现外阴肿块／溃疡、伴／不伴疼痛，阴道出血／阴道排液偶见。患者通常有长期瘙痒病史，与外阴营养不良相关。晚期患者可因腹股沟淋巴结受累而出现腹股沟区肿块。

外阴癌是指肿瘤原发病灶位于外阴部位的癌变。阴道癌的发病率比外阴癌更低。累及阴道和外阴（即病灶横跨处女膜缘）的病变均应诊断为外阴癌，同时必须排除生殖道转移至外阴部的继发肿瘤，且外阴癌的诊断必须有组织病理活检结果。

若考虑病变局限于上皮内，首次诊断评估时需对

病灶行多点活检（多发病灶需从各病灶多处取材），以排除浸润癌。Keyes 活检器是理想的活检工具。该活检器有多个型号，直径为 4 ～ 8mm，可根据病灶大小选用不同直径的活检器型号；该活检器能够取得较深的皮下组织以排除浸润癌，一般需取 3mm/4mm 的深度（图 1）。

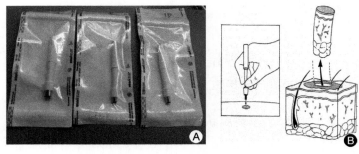

A：Keyes 活检工具；B：Keyes 活检方法

图 1　Keyes 活检工具及方法

若病变怀疑为浸润癌，通常在门诊局部麻醉下进行楔形切除 / Keyes 活检，切除 / 活检部分应该包括部分皮下间质组织。了解浸润深度对于手术方式的选择很重要，特别是肿瘤直径＜ 2cm 的患者。正确的取活检方法（图 2，图 3）和 Keyes 活检方法一样，能取得病灶下方的组织，了解肿瘤的浸润深度。不正确的取活检方法（图 4）不能取得病灶的浸润深度。

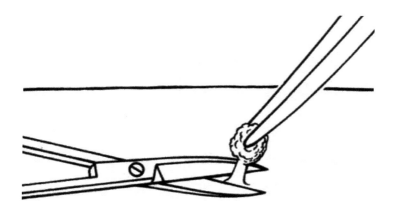

图 2　正确的取活检方法一

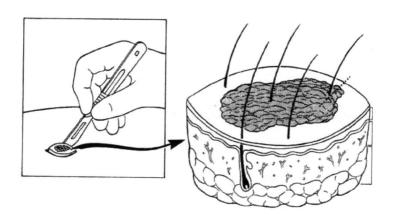

图 3　正确的取活检方法二

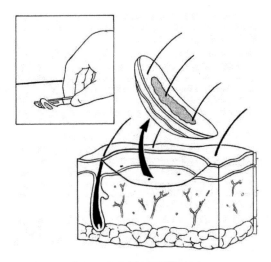

图 4　不正确的取活检方法

对于直径 ≤ 2cm 的肿瘤，活检时最好不切除整个病灶，否则在手术治疗时，难以根据肿瘤的边缘确定切除范围。若病灶很小，希望一次性解决诊断和治疗的问题，避免二次手术，也可以在距离病灶边缘至少 1cm 的位置行局部广泛切除病灶，并进行连续切片检查确定浸润深度。若间质浸润深度 ≤ 1mm，则不需后续治疗。若间质浸润深度 > 1mm，需二次手术切除腹股沟淋巴结。

除活检外，还需行宫颈细胞学检查；因鳞状上皮病变通常累及其他部位，故需用阴道镜检查宫颈和阴道；

对于病灶较大的肿瘤，盆腔和腹股沟区 CT / MRI 扫描有助于检测相应部位的增大淋巴结以及是否有骨质侵蚀 / 发现转移灶；术前需进行常规全血细胞计数、生化全项检查、胸部 X 线片、心电图等检查。

外阴癌分期和治疗原则

8. 除了外阴黑色素瘤，外阴癌一般采用 FIGO 分期

1970 年 FIGO 公布了外阴癌的临床分期（表 1）。

表 1　FIGO 1970 外阴癌临床分期

期别	描述
I	肿瘤局限于外阴，最大径线 ≤ 2 cm，无可疑腹股沟淋巴结转移
II	肿瘤局限于外阴，最大径线 > 2 cm，无可疑腹股沟淋巴结转移

续表

期别		描述
III	III A	肿瘤侵犯外阴以外部位，但无腹股沟淋巴结转移
	III B	肿瘤局限于外阴，但有可疑腹股沟淋巴结转移
IV	IV A	有腹股沟淋巴结转移
	IV B	肿瘤侵犯膀胱黏膜、直肠黏膜、尿道黏膜 / 骨质
	IV C	任何远处部位 / 盆腔深部转移

自 1988 年起，FIGO 将外阴癌的临床分期更改为手术分期（表 2）。

表 2　FIGO 1988 外阴癌手术分期

期别		描述
0		原位癌
I	I	肿瘤局限于外阴 / 外阴和会阴，最大径线 ≤ 2 cm
	I A	肿瘤局限于外阴 / 外阴和会阴，最大径线 ≤ 2 cm，间质浸润 ≤ 1.0 mm*
	I B	肿瘤局限于外阴 / 外阴和会阴，最大径线 ≤ 2 cm，间质浸润 > 1.0 mm
II		肿瘤局限于外阴 / 外阴和会阴，最大径线 > 2 cm
III		肿瘤侵犯下列任何部位：下尿道、阴道、肛门和（或）单侧区域淋巴结转移
IV	IV A	肿瘤侵犯下列任何部位：膀胱黏膜、直肠黏膜、上尿道黏膜；或骨质固定和（或）双侧区域淋巴结转移
	IV B	任何部位（包括盆腔淋巴结）的远处转移

*：肿瘤浸润深度是指肿瘤从最表浅的真皮乳头的上皮—间质连接处至最深浸润点的距离。

1994 年 FIGO 增加了 I 期外阴癌的各亚期。2009年 FIGO 妇科肿瘤委员会对外阴癌 FIGO 分期做了最新的修订（表 3）。

最新的 FIGO 分期主要改变在于 I 期和Ⅲ期。在 I 期中，重视了肿瘤的浸润深度。肿瘤浸润深度比肿瘤直径与淋巴结转移的关系更密切，而淋巴转移与预后密切相关。在Ⅲ期中，重视了淋巴结状态。这就要求术后的病理报告不仅需要报告腹股沟淋巴结是否有转移，还需要报告淋巴结转移的数目、大小、包膜是否被侵犯等。

表 3 FIGO 2009 外阴癌分期

期别		描述
I	I	肿瘤局限于外阴
	IA	肿瘤局限于外阴 / 外阴和会阴，无淋巴结转移，病灶直径 ≤ 2 cm，间质浸润 ≤ 1.0 mm
	IB	肿瘤局限于外阴 / 外阴和会阴，无淋巴结转移，病灶直径 > 2 cm 或间质浸润 > 1.0 mm
Ⅱ		无论肿瘤大小但是肿瘤局部扩散至会阴邻近器官（尿道下 1/3、阴道下 1/3、肛门），无淋巴结转移

期别		描述
III	III	无论肿瘤大小、肿瘤局部是否扩散至会阴邻近器官（尿道下 1/3、阴道下 1/3、肛门），有腹股沟淋巴结转移
	IIIA	① 1 个淋巴结转移（≥ 5 mm） ② 1 ～ 2 个淋巴结转移（＜ 5 mm）
	IIIB	① ≥ 2 个淋巴结转移（≥ 5 mm） ② ≥ 3 个淋巴结转移（＜ 5 mm）
	IIIC	阳性淋巴结出现包膜外扩散
IV	IV	肿瘤侵犯临近区域其他器官（尿道上 2/3、阴道上 2/3）/ 远处器官
	IVA	肿瘤侵犯下列任何器官： ①上尿道和（或）阴道黏膜、膀胱黏膜、直肠黏膜 / 固定于骨盆 ②腹股沟淋巴结固定 / 溃疡形成
	IVB	任何远处部位（包括盆腔淋巴结）转移

外阴癌的另一分期是国际抗癌联盟（Union of International Cancer Control，UICC）的"TNM"分期，对 FIGO 分期和 TNM 分期进行了比较（表 4）。

外阴黑色素瘤一般不采用 TNM / FIGO 分期系统对其进行分期，可以采用 Clark / Breslow 的改良镜下分期系统，这些分期系统通过测量浸润深度来描述皮肤的组织学病变。

表 4 FIGO 分期与 TNM 分期外阴癌比较

FIGO 分期		国际抗癌联盟		
		T（肿瘤原发灶）	N（区域淋巴结）	M（远处转移）
I	I	T1	N0	M0
	I A	T1a	N0	M0
	I B	T1b	N0	M0
II	—	T2/T3	N0	M0
III	III A	T1, T2, T3	N1a, N1b	M0
	III B	T1, T2, T3	N2a, N2b	M0
	III C	T1, T2, T3	N2c	M0
IVA	—	T4	N0-N2	M0
IVB	—	任何期别的 T	N3	M0

注：TNM 分期

T：指原发肿瘤，从 T0 ～ T4；

T0：没有肿瘤病灶；

Tis：原位癌；

T1：肿瘤局限于外阴 / 外阴和会阴，病灶直径 ≤ 2 cm；

T1a：肿瘤局限于外阴 / 外阴和会阴，病灶直径 ≤ 2 cm，间质浸润 ≤ 1.0 mm；

T1b：肿瘤局限于外阴 / 外阴和会阴，病灶直径 ≤ 2 cm，间质浸润 > 1.0 mm；

T2：肿瘤局限于外阴 / 外阴和会阴，病灶直径 > 2 cm；

T3：任何肿瘤大小，肿瘤扩散至下尿道和（或）阴道 / 肛门；

T4：肿瘤扩散到上尿道、膀胱黏膜、直肠黏膜、固定于耻骨；

N：指淋巴状态；

N0：无淋巴结转移；

N1：单侧淋巴结转移；

N2：双侧淋巴结转移；

N3：远处淋巴结转移；

M：指远处转移；

M0：无远处转移；

M1：有远处转移。

9. 外阴癌采用手术为主、放化疗为辅的综合治疗方法

外阴癌以往主要采用手术疗法。在过去 30 年内，放化疗已逐渐融入其治疗体系。因此，外阴癌的治疗是多学科参与的个体化治疗，患者应选择具有相关诊疗经验的妇科癌症中心就诊。

FIGO 2015 外阴癌治疗指南简介

10. FIGO 指南包括了 VIN、外阴鳞癌和特殊类型恶性肿瘤的处理

外阴上皮内病变的治疗方法多种多样。外阴两侧的病变一旦确诊，应行外阴上皮局部表浅切除术，切除边缘超出肿物外缘 0.5 ~ 1.0cm。累及小阴唇的病变可行局部切除术，但激光汽化的疗效更佳。激光治疗适用于阴蒂和肛周病变，但常损害毛囊，使外阴阴毛脱落且不再生长。

外阴上皮内大面积病变可施行表浅外阴切除术

（外阴皮肤剥除）和薄层皮片植皮术。两项随机对照临床试验已显示，外用免疫反应调节药咪喹莫特乳膏的效果良好，完全缓解率为 35% ～ 81%。在一项研究中，长期随访显示有良好的疗效。

*11.*FIGO 强调外阴癌的手术治疗需要个体化

外阴鳞状细胞浸润癌的治疗，在手术治疗中，无标准的术式，必须个体化。在保证疗效的前提下，尽量采用最保守的手术。

（1）微浸润型外阴癌（IA 期）的治疗

行局部广泛切除术，通常不需切除腹股沟淋巴结。

（2）早期外阴癌（IB 期）的治疗

肿瘤局限于外阴，经临床和（或）超声 / 影像学检查评估无淋巴结转移时视为早期外阴癌。

①原发病灶的治疗（图 5）

为减少对患者性心理的影响，通常选择保守性手术，即局部广泛切除术。该术式在预防局部复发方面与广泛外阴切除术疗效相当。手术切缘应至少超过病变边缘 1cm，深度应达泌尿生殖膈下，即位于阔筋膜水平面且覆盖耻骨联合的筋膜层。如果病变靠近尿道，在预期不引起尿失禁的情况下，可切除尿道远端 1cm。如果并发 VIN，应切除 VIN 病变部位的表浅皮肤组织，以控制症状，排除表浅浸润，预防病变发展为浸润癌。

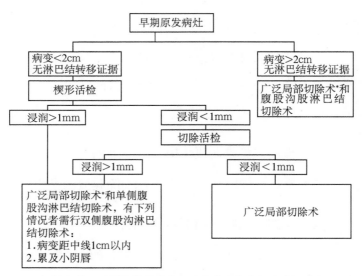

*：如果合并 VIN 或硬化性苔藓，应行病变部位的表浅切除术。

图 5　早期外阴癌原发病灶的治疗

②腹股沟淋巴结的处理

若发生腹股沟区复发，患者的病死率非常高。因此，正确处理腹股沟淋巴结是降低早期外阴癌病死率的唯一重要因素。所有 FIGO IB 期或 II 期患者，至少应行同侧腹股沟淋巴结切除术。局限于一侧外阴的小病灶且同侧淋巴结阴性患者发生对侧淋巴结转移的概率 < 1%，可行单侧腹股沟淋巴结切除术。位于中线及累及小阴唇前部的肿瘤应行双侧腹股沟淋巴结切除术。单侧肿瘤较大者也可行双侧腹股沟淋巴结切除术，特别是同侧淋巴结阳性者。

随着欧洲多中心关于前哨淋巴结研究的发布，该技术在一些治疗中心的应用也逐渐增多。该技术可在绝大多数局部扩散的病例中检测到淋巴结转移，且相对比完全淋巴结切除术，淋巴水肿的发生率更低。

一项大型国际前瞻性多中心对前哨淋巴结的研究（GROINSS-V-I），入组 403 例女性患者为单发的肿瘤，直径 < 4cm、间质浸润深度 > 1mm，并且临床上无淋巴结转移证据。利用蓝色染料及放射性核素标记技术识别前哨淋巴结。前哨淋巴结阴性患者不行淋巴结切除术。在中位随访期 35 个月内，腹股沟区复发率为 2.3%。3 年总生存率为 97%，3 年之后复发率明显下降。

有研究报道了更高的前哨淋巴结假阴性率。从肿瘤治疗的观点上，这些结果与系统腹股沟淋巴结切除术的结果等同。因为前哨淋巴结假阴性案例虽然较少但确实存在，且一旦出现腹股沟淋巴结复发会导致死亡，会有更高的并发症发生率，但有些患者在被告知相关风险及获益后，仍会选择施行系统腹股沟淋巴结切除术。

③腹股沟淋巴结切除术

单纯切除腹股沟淋巴结术后，腹股沟区的复发率较高，建议同时切除腹股沟淋巴结和股淋巴结。腹股沟淋巴结位于卵圆窝内股静脉周围，因此切除腹股沟淋巴结时不必去除筋膜层。三切口手术方式可安全地切除腹股沟淋巴结，比连续整块切除外阴及腹股沟淋巴结术式更利于切口愈合。外阴和腹股沟淋巴结整块切除术或许仍可适用于阴蒂和阴蒂周围的病变。为了避免皮肤坏死，应该保留全层皮下浅筋膜组织。

一项小规模随机试验证实，腹股沟淋巴结切除术（包括淋巴结阳性患者的术后放疗）优于单纯腹股沟区放疗。但在这项试验的早期设计中，术前并未进行腹股沟区的影像学检查，故淋巴结有无肿大并不明确，而且对于高危腹股沟淋巴结的放疗技术也不合适。回顾性临床分析表明，如果放射范围合适，单纯放疗可控制腹股沟区的微浸润型病变。

④腹股沟淋巴结阳性患者的处理

对于切除腹股沟淋巴结后大体病理证实淋巴结阳性或镜下多个阳性淋巴结者，妇科肿瘤学组（Gynecologic Oncology Group，GOG）已证明术后辅加盆腔和腹股沟区放疗的患者疗效优于盆腔淋巴结切除术患者。

近期德国的一项回顾性多中心研究表明：腹股沟淋巴结阳性患者术后接受腹股沟区（转移／非转移）辅助放疗可改善生存率。几项研究进一步强调了阳性腹股沟淋巴结形态学的预后意义，尤其是转移灶的大小以及是否存在包膜外扩散。荷兰一项多中心研究结果表明有 1 处淋巴结转移的患者术后辅助放疗无益，这些病例单用手术治疗预后良好。其研究纳入 75 位外阴癌患者，所有患者均有 1 处大小不同的淋巴结转移灶。研究发现术后辅助放疗仅在有淋巴结包膜外浸润的情况才能使患者获益。有以下特征的腹股沟淋巴结转移患者应行双侧盆腔和腹股沟区放疗。淋巴结包膜外浸润／有 2 处／多处的腹股沟淋巴结转移。

一项进行中的国际前瞻性观察试验（GROINSS-V-Ⅱ）正在评估仅有 1 处直径 ≤ 2mm 的前哨淋巴结阳性患者，在未行腹股沟 - 股淋巴结切除术时，行腹股沟区放疗的效果。由于该研究结论尚未公布，所有进行前哨淋巴结活检术且发现有 1 处／多处淋巴结转移的患者，必须进行完整的腹股沟 - 股淋巴结切除及必要时的术后腹股沟区及盆腔的放疗。

⑤放疗部位和剂量

对于大多数病例，放疗部位应包括腹股沟 - 股淋巴结区、髂外及髂内淋巴结区。如有广泛腹股沟淋巴结受累／可疑的盆腔淋巴结转移，需扩大放疗野上界。

有多种放射治疗方式可根据患者的身体状况和病变范围选择，放疗计划应通过高质量的 CT／MRI 三维成像技术进行设计。将光量子和电子射线联合用于治疗区域淋巴结避免股骨头过量照射。然而，治疗应包括全部浅层和深层的腹股沟淋巴结。对于体型偏瘦的患者，需避免高能光子束在浅层腹股沟淋巴结射线不足的问题。故选择电子射线时，需注意腹股沟淋巴结区要保证足够的照射剂量。

近年来，在治疗外阴癌中，逐步应用适型调强放射治疗（intensity-modulated radiation therapy，IMRT）或其他逆向设计计算系统，尽管这些技术有助于减少周边皮肤及软组织的急性放疗不良反应，但治疗方案的设计和放射剂量的计算均较复杂，无法预测的靶区剂量不足的意外发生率较高，故最好由具备相当专业能力的医师施行。

应根据原发病变和残余病灶的范围确定放疗剂量，对于腹股沟淋巴结切除后镜下发现的微小转移，总量50Gy 以 1.8 ～ 2.0Gy 的分割剂量基本足够。

如果有多个淋巴结阳性或证据显示有包膜外扩散，则可给予高达 60Gy 的剂量以减少肿瘤负荷。若有大块残余病灶，放疗照射剂量需要 60 ～ 70Gy 以控制局部病变。

同步放化疗在腹股沟淋巴结和盆腔淋巴结治疗中的作用尚不清楚。

12. 晚期外阴癌应先处理淋巴结，后处理外阴原发病灶

原发病灶范围超出外阴，或有大块腹股沟淋巴结阳性者视为晚期外阴癌。对于这些患者，多学科综合治

疗非常重要。

（1）淋巴结处理

在确定总体治疗方案前，应先明确腹股沟淋巴结状态。盆腔 CT / MRI 检查应该作为术前检查的基本内容，有助于确定盆腔 / 腹股沟淋巴结的病变范围。盆腔 MRI 检查同样有助于了解原发病变的解剖范围，但不属常规检查项目。

如果 CT 检查未发现可疑淋巴结转移，则可行双侧腹股沟 – 股淋巴结切除术。如果最终组织学检查淋巴结呈阳性，则术后应参考早期病变的处理指南，辅用腹股沟和盆腔放疗；如果淋巴结呈阴性，则不需行腹股沟和盆腔放疗。

如果患者不适宜手术治疗，也可行放化疗治疗原发肿瘤及腹股沟淋巴结和盆腔淋巴结。

对于淋巴结阳性者，最好避免行完全淋巴结切除术，因为该手术加术后放疗可能导致严重的淋巴水肿。建议仅切除增大的腹股沟淋巴结和盆腔淋巴结，并在术后给予腹股沟和盆腔放疗（图 6）。

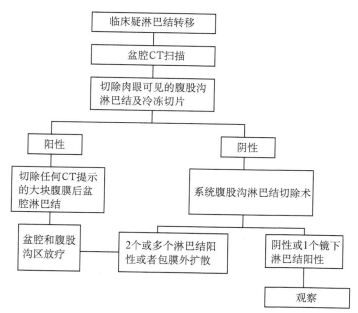

图6　临床可疑腹股沟淋巴结和盆腔淋巴结的处理

如果出现溃疡／固定的腹股沟淋巴结，根据影像学检查未显示肌肉／股血管受侵者，应行淋巴结切除术。如果无法切除，应该通过活检确诊后再行放疗，加（或不加）化疗。如果放疗后病变无完全缓解，必要时可以在放疗疗程结束后行腹股沟淋巴结切除术（图7）。

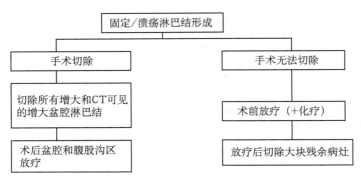

图 7　临床阳性淋巴结的处理

（2）原发肿瘤处理（图8）

如果手术切除原发肿瘤可以达到切缘阴性，且不会损伤括约肌而造成大小便失禁，手术是理想的治疗方案。虽然并非明文规定，但通常在切除腹股沟淋巴结后处理原发病灶。在切除腹股沟淋巴结之后需进行治疗。行腹股沟和盆腔放疗时需有严格的适应证。

如果手术需要做人工肛门/尿流改道，则最好先行放疗后手术，缩小手术范围后，可以行肿瘤瘤床切除/可见残余病灶切除。

同期放化疗已被广泛应用于手术切除，可能会损伤会阴中心结构（肛门、尿道）的大块病灶患者，且已有放化疗后无须手术达到完全缓解的相关报道。

腹股沟淋巴结和盆腔淋巴结是否需要一起放疗，

则需依据治疗前确定的腹股沟淋巴结状态来决定。

已有小型的回顾性研究表明：累及尿道和肛门的晚期外阴癌患者采用顺铂和 5- 氟尿嘧啶 / 其他药物进行新辅助化疗，有助于保留肛门括约肌和（或）尿道。但这一治疗方法还需要进一步的临床研究。

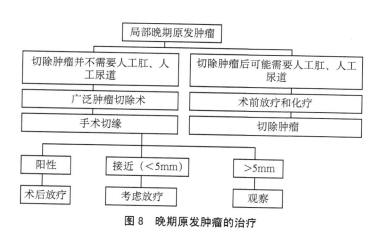

图 8 晚期原发肿瘤的治疗

（3）放疗方案

如果腹股沟淋巴结呈阳性并有上述的其他放疗指征，则应增加辅助放疗范围，包括盆腔淋巴结和腹股沟淋巴结及原发部位，且放疗总剂量至少为 50Gy。还须注意放射野应覆盖腹股沟淋巴结区域。

某些临床医师更偏好采用大字形体位，但应注意外阴部位要加散射体（置于辐射源和皮肤之间的散射物质，如蜡、石蜡、水袋、米面粉混合物，可使组织接受预定的辐射量），避免外阴局部皮肤剂量不足。

对大块 / 高危区域，通常选择并置的电子野以使表面和深层均达到足够的放射剂量。大块外阴病灶可能需要 60 ～ 70Gy 才能达到局部控制。虽然最近报道了各种放化疗程序，但是在剂量与局部病变控制之间的量效关系尚未确定。

13. 手术切缘状态是影响预后的重要因素

绝大多数外阴癌的复发灶仍出现在外阴。Rouzier 等描述了局部复发的两种类型，一种位于原发部位，另一种位于其他部位。

在一项针对悉尼皇家妇女医院外阴癌患者的分析研究中，原发部位复发的中位无病间隔为 21 个月，且与肿瘤距手术组织学切缘是否 ≤ 8mm 相关，这一结果与既往研究一致。其他部位复发的中位无病间隔时间为 69 个月，与萎缩性硬化性苔藓关系更密切。尽管近期的数个研究并未发现切缘距离与局部复发的相关性，但这些报道也并无区分原发灶复发与其他部位复发。

假如病灶距离手术切缘 < 5mm 且切缘无法再切除，则可辅以术后放疗。

近期波士顿一项纳入 205 例外阴癌的研究表明，外阴癌的最高复发风险与病灶距离手术切缘 ≤ 5mm 有关（P=0.002），且术后接受放疗总剂量 ≥ 56Gy 者复发风险较接受总剂量 ≤ 50.4Gy 者低（P < 0.05）。切缘未净可采用近距离放射治疗，治疗时需要有经验的医师实施，以免造成皮肤坏死。另外，手术野可以选择并置的电子野治疗 / 适形外照射。

14. 外阴特殊类型肿瘤包括黑色素瘤、前庭大腺癌和 Paget's 病

（1）外阴黑色素瘤

外阴黑色素瘤是第二种常见的外阴肿瘤，大多数位于阴蒂 / 小阴唇。外阴任何色素性病变都应该切除活检，除非发现很早且多年无变化。

与皮肤黑色素瘤的手术治疗趋于保守一致，外阴黑色素瘤的手术治疗更为保守。原发病变应施行局部广

泛切除术，切缘距离病变边缘至少 1cm。

目前淋巴结切除的作用尚存争议，而一项前瞻性、多中心临床随机对照试验将中等浸润深度的黑色素瘤（深 1～4mm）患者的治疗分为选择性淋巴结切除组和观察组。此项纳入 740 例患者的研究结果显示，对于年龄为 60 岁 / 更年轻，浸润深度在 1～2mm，瘤体表面没有溃疡的患者而言，进行选择性淋巴结切除术的生存率比观察组高。

（2）前庭大腺癌

始发于前庭大腺的恶性肿瘤的组织类型，可以是移行细胞型 / 鳞状细胞型，也可以是发生于导管 / 腺体本身的腺癌、腺样囊性癌和腺鳞癌。

一般外阴腺癌的发病时间比浸润性鳞癌早 10 多年，通常被认为是持续存在的前庭大腺囊肿切除后才得以确诊。

前庭大腺癌的标准治疗是广泛外阴切除术和双侧腹股沟淋巴结切除术，而对早期病变采用同侧腹股沟淋巴结切除和一侧外阴根治术同样有效。由于病变位于坐骨直肠窝，位置较深，故其切缘可能接近瘤体，因此术后应辅以放疗，以减少局部复发的可能性，特别是对于瘤体较大的患者。

如果同侧腹股沟淋巴结呈阳性，在双侧腹股沟淋巴结和盆腔淋巴结区的放疗可以减少局部复发。

对于腺样囊性病变，适宜施行广泛局部切除术，切缘阳性／神经束膜浸润者推荐术后辅助局部放疗。

（3）Paget's 病

外阴 Paget's 病绝大多数为上皮内病变，偶有表现为浸润性腺癌。该病通常来源于外阴皮肤组织，也可继发于肛门直肠、泌尿道上皮或生殖道的非皮肤癌（如来源于宫颈管／子宫内膜）。

该病好发于绝经／绝经后妇女。大多数患者主诉外阴不适和瘙痒，体检时外观常呈湿疹样。该疾病一般经活检确诊，且通常与上皮内病灶／浸润癌有关。

上皮内 Paget's 病需进行表浅局部切除术，但由于组织学改变常超出临床可见的病变范围，故通常手术切缘难以切净。

目前，临床有进一步缩小上皮内病灶的广泛切除范围的趋势，局部病变待之后出现症状／临床可见时再行手术切除。然而，对于肿瘤侵犯、扩散到尿道／肛门患者的治疗非常困难，可能需要激光治疗。

如果合并腺癌，则浸润的部分必须行局部广泛切除术，切缘至少距离病灶边缘 1cm。单侧病变至少应该行同侧腹股沟 – 股淋巴结切除术，术后放疗的指征与鳞癌一致。

由于病例较少，有关疗效的随机临床试验不多，大多数研究为回顾性临床病理分析。

NCCN 2016 外阴鳞癌临床实践指南简介

15.NCCN 指南仅限于外阴鳞状细胞癌

对于外阴鳞癌患者，术前需进行全面的病史采集、体格检查，推荐的辅助检查包括血常规、病灶活检、病理确诊、肝肾功能检查、麻醉下的膀胱镜检、直肠镜检查。影像学检查（CT、PET、MRI）可用于判断肿瘤浸润范围，制订治疗方案。另外，建议患者戒烟并提供必要的咨询干预。

16. 治疗前将患者分为三种情况分别处理

（1）初始治疗

对于外阴鳞癌，治疗前可根据临床分期大致分为以下三种情况：①早期肿瘤，即 T1 期和小病灶的 T2 期（肿瘤 ≤ 4cm，没有侵犯尿道、阴道或肛门）；②局部晚期肿瘤，即大病灶的 T2 期（肿瘤 > 4cm）和 T3 期（肿瘤侵犯尿道、阴道或肛门）；③肿瘤转移超出盆腔，即任何期别的 T，任何期别的 N 和超出盆腔的 M1 期病变。

早期肿瘤以手术为主，局部晚期肿瘤采用手术结合放疗，转移病例姑息、对症、支持治疗。

1）早期肿瘤（T1 期和小病灶的 T2 期）：先行病灶活检，若病变浸润深度 ≤ 1mm，行局部扩大切除术，如术后病理证实病灶浸润深度 ≤ 1mm，术后随访即可。病灶浸润深度 > 1mm，根据病灶位置决定术式：①单侧病变（病灶距外阴中线 ≥ 2cm），行局部广泛切除术 / 改良广泛外阴切除术 + 单侧腹股沟淋巴结评估（前哨淋巴结活检术或单侧腹股沟 – 股淋巴结切除术）；②中线部位病变（前部 / 后部），行局部广泛切除术 / 改良广泛外阴切除术 + 双侧腹股沟 – 股淋巴结评估（前哨淋巴结活检术或双侧腹股沟－股淋巴结切除术），术后均根据原发灶及淋巴结的病理结果决定辅助治疗。

2）早期肿瘤手术后的辅助治疗：早期外阴癌的术后处理需同时根据原发灶及淋巴结的状态而制定。

对于原发灶而言，初始治疗后的高危因素包括手术切缘阳性、淋巴脉管间隙浸润、切缘邻近肿瘤（切缘到肿瘤距离 <8mm）、肿瘤大小、浸润深度、浸润方式（放射性／弥漫性），其中手术切缘阳性是外阴鳞癌术后复发的重要预测因素。若手术切缘阴性，术后可随访或根据有无其他高危因素行辅助放疗；若手术切缘阳性，可考虑再次手术切除至切缘阴性，术后随访或根据有无其他高危因素行辅助放疗；切缘阳性无法再次手术切除或再次手术切缘仍为阳性者，需辅助放疗。

对于淋巴结状态而言，可根据淋巴结评估术式的不同，分为以下三种情况：①淋巴结阴性（前哨淋巴结、腹股沟－股淋巴结），术后可随访观察；②前哨淋巴结阳性，可考虑同期放化疗（放疗为 1 级证据），或行系统性腹股沟－股淋巴结切除术，术后同期放化疗（尤其适合有 ≥ 2 个前哨淋巴结阳性／单个 > 2mm 的前哨淋巴结转移患者）（放疗为 1 级证据）；③腹股沟－

股淋巴结切除术后发现淋巴结阳性，建议同期放化疗（放疗为 1 级证据）。

3）局部晚期肿瘤（大病灶的 T2 期和 T3 期）：腹股沟淋巴结和外阴病灶分步处理。

先做影像学检查：①如临床或影像学检查均未发现可疑淋巴结，先行腹股沟－股淋巴结切除术。若术后病理组织学检查结果为淋巴结转移阳性，行外阴原发灶/腹股沟区/盆腔同期放化疗。若淋巴结转移阴性，则行外阴原发灶（＋选择性覆盖腹股沟淋巴结区）的同期放化疗；②如临床或影像学检查发现可疑淋巴结（包括局限于盆腔的 M1 期淋巴结转移），则不做腹股沟或股淋巴结切除术，可考虑对增大的淋巴结进行细针穿刺活检，确认转移后行原发灶、腹股沟区、盆腔同期放化疗。

肿瘤转移超出盆腔（任何期别的 T，任何期别的 N 和超出盆腔的 M1 期病变）：可考虑局部控制或姑息性放疗和（或）化疗，或者采用最佳的支持治疗。

（2）不全手术后治疗

原发灶及淋巴结区无残余病灶时，可考虑行瘤床的组织活检以便病理学上确认完全缓解。病理结果阴性者定期随访复查；病理结果阳性者再行手术切除，切除术后能达到切缘阴性者随访复查，切缘仍阳性者可考虑辅加个体化放疗和（或）化疗或最佳支持治疗。

临床上发现原发灶和（或）淋巴结区有残余病灶，可手术者需再次手术切除。术后切缘阴性者随访复查；切缘阳性或无法再次手术者，可考虑辅加个体化放疗和（或）化疗 / 最佳支持治疗。

（3）手术切缘

研究表明，外阴癌有较高的局部复发率。手术切缘状态为复发的重要预测因素。初次手术必须达到足够的手术切缘（1 ～ 2cm）。对于初次手术切缘阳性 / 切缘邻近病灶（距肿瘤 <8mm）者，再次手术需保证更足够的安全切缘，不接受再次手术者也可直接行辅助局部放疗。若病灶累及尿道、肛门或阴道，切除过多组织可能会导致较多的并发症且影响患者生活质量时，即使手术切缘阳性 / 切缘邻近病灶，也不一定选择再次手术。决定是否再次手术也需结合淋巴结状态，若手术切缘阳性 / 切缘邻近病灶，但患者合并腹股沟淋巴结转

移，该患者也有明确指征需要补充同期放化疗，就不需再次手术。

（4）手术分期原则

外阴鳞癌手术分期包括完整切除外阴原发灶（手术切缘距病灶至少1cm），单侧/双侧腹股沟－股淋巴结切除术或前哨淋巴结活检术。腹股沟－股淋巴结切除术的范围是上达腹股沟韧带，内近股三角，深达筛筋膜。淋巴结状态是决定患者生存期的最重要因素。

既往采用连续整块切除外阴肿瘤及双侧腹股沟－股淋巴结（术中切除腹股沟浅淋巴结及股深淋巴结），该术式并发症发生率较高。现行标准术式为外阴肿瘤及淋巴结分别采用不同的切口，即三切口术式。外阴原发肿瘤切除术式的选择根据原发灶的大小及浸润范围而定，包括局部广泛切除术和改良广泛外阴切除术。局部广泛切除和广泛外阴切除术只是切除面积的不同，切除深度是类似的，均需达泌尿生殖膈。目前并无比较以上术式手术效果的前瞻性临床研究，已有的回顾性研究数据表明两种术式的复发率无异。

当外阴原发肿瘤<2cm，距离外阴中线≥2cm且临

床检查腹股沟 – 股淋巴结阴性时，可行单侧腹股沟 – 股淋巴结切除术或前哨淋巴结活检术。若外阴原发肿瘤距离外阴中线 <2cm / 跨越中线部位，推荐行双侧腹股沟 – 股淋巴结切除术 / 前哨淋巴结活检术。

IA 期患者因淋巴结转移率 <1%，不推荐行淋巴结切除术。IB– II 期患者淋巴结转移率 > 8%，推荐行腹股沟 – 股淋巴结切除术。单侧淋巴结切除术后病理阴性，对侧淋巴结转移率 <3%。单侧淋巴结切除术后病理阳性者，可行对侧淋巴结切除或对侧腹股沟区放疗。单侧淋巴结切除术中发现任何增大 / 可疑转移的淋巴结，需行快速冷冻病理检查以确定淋巴结切除术的范围及单侧 / 双侧切除。

新辅助放疗加以铂类为基础的同步增敏化疗，可使局部晚期患者获益。若同步放化疗后病灶未达完全缓解，可对适合手术者行残余病灶切除。对于无法切除的大块的腹股沟淋巴结病灶 / 股淋巴结病灶 / 外阴癌原发灶 T3 期的治疗方法尚未明确，可考虑以下治疗方案：对大块淋巴结病灶行减瘤术，术后对双侧腹股沟区及外阴原发灶行以铂类为基础的同步放化疗；仅对双侧腹股沟区及外阴原发灶行以铂类为基础的同步放化疗。

17. 外阴癌腹股沟区前哨淋巴结活检技术应用比较成熟

（1）腹股沟股区前哨淋巴结显像的应用原则

单侧/双侧腹股沟淋巴结切除术的术后并发症发生率均较高，20%～40%的患者存在伤口并发症，30%～70%的患者有淋巴水肿。证据表明，对部分外阴鳞癌患者而言，腹股沟股区前哨淋巴结活检术可代替系统性淋巴结切除术。前哨淋巴结活检术可在不遗漏淋巴结转移灶的同时，降低术后并发症发生率。前瞻性研究已在外阴鳞癌患者中证实了前哨淋巴结活检术的可行性、安全性、准确性及腹股沟区低复发率。

前哨淋巴结活检术适用于临床及影像学检查均未发现腹股沟淋巴结转移，直径 <4cm 的单发外阴病灶且既往无外阴手术史的患者。如考虑行前哨淋巴结活检术，最好由有大量前哨淋巴结显像操作经验的术者进行，因为他们通常有更高的前哨淋巴结检出率。同时使用放射性胶体及染料可提高前哨淋巴结检出敏感性。最常用于外阴肿瘤注射的放射性胶体是 ^{99m}Tc，通常在外阴切除术及淋巴结切除术前 2～4 个小时注射。术前

的淋巴显像有助于前哨淋巴结的定位。最常用的染料是1%的异硫蓝。术前15～30分钟在手术室向肿瘤周围的2点、5点、7点、10点方向皮内注入3～4ml的染料。指南推荐，在外阴癌切除术前行前哨淋巴结显像，以免影响外阴原发灶与腹股沟淋巴结间的淋巴网络。

另外，异硫蓝染料仅在外阴原发灶相关的第一组淋巴结中短暂显示（如30～60分钟）。为了明确腹股沟淋巴结切除的位置及范围，推荐切除术前应用伽马探针在腹股沟－股淋巴结区探测注入的放射性胶体。若病灶同侧的前哨淋巴结阴性，则行系统性腹股沟－股淋巴结切除术。前哨淋巴结阳性的处理方法正在临床评估中，可能包括腹股沟－股淋巴结系统切除术和（或）转移腹股沟区的辅助放疗。若病灶同侧的前哨淋巴结阳性，需切除对侧腹股沟淋巴结和（或）辅助放疗。

（2）放疗原则

肿瘤靶向放疗是指针对已知／可疑肿瘤侵犯部位的放疗。一般而言，肿瘤靶向外照射放疗（external bean radiation therapy，EBRT）的照射区域是外阴和（或）腹股沟－股淋巴结、髂外及髂内淋巴结区。阴道近距离放疗（后装放疗）有时可加用于治疗原发病灶。需结合临床检查及影像学结果，以确保足够的肿瘤覆盖区域及合适的淋巴结靶区。放疗是每周 5 次，1 天 1 次。尽量避免治疗中断。合适的放射剂量是至关重要的，只要确保足够的放射剂量及完全覆盖肿瘤侵犯区域，可采用 3D 适型 / 适型调强放射治疗。剂量范围从辅助放疗的 50.4Gy/1.8Gy 到根治性放疗的（59.4 ～ 64.8Gy）/1.8Gy 不等。在部分病例，大块淋巴结转移病灶可增加放疗剂量至 70Gy。对于大块肿瘤患者，靶区设计需保证覆盖肿瘤周边组织。在少部分患者中，只需治疗表浅外阴病灶，可使用浅层电子束照射。

（3）化疗原则

同期放化疗中，化疗药物推荐顺铂单药、5-FU+ 顺铂、5-FU+ 丝裂霉素 C。晚期、复发及转移灶的化疗方案可选用顺铂单药、顺铂 / 长春瑞滨及顺铂 / 紫杉醇。

国际指南之我见

18. 外阴癌指南是 NCCN 2016 首次公布的指南，相对 FIGO 指南来讲还比较粗糙

近年来，NCCN 制定了全身各系统肿瘤的诊治指南。在女性生殖系统中，原来 NCCN 仅有的宫颈癌、卵巢癌和子宫肿瘤指南已为人们所熟知，这三个指南经过多次更新，已比较完善，对相关肿瘤的临床诊治起到了很大的指导作用。

外阴癌指南是 NCCN 2016 首次公布的指南，相对

来讲还比较粗糙。该指南只针对鳞癌，不包括腺癌、外阴黑色素瘤等；指南只有诊治流程，未有讨论部分，不利于进一步理解指南的内容和指南推荐的来龙去脉。

FIGO 则从 2000 年就开始制定了包括外阴癌在内的各种妇科恶性肿瘤诊治指南，这些指南经过多次修订，至 2015 年底已公布了第五版，内容全面，比较完善。

外阴癌病例较少，分散治疗难以积累诊疗经验，晚期及复发外阴癌的治疗需要多学科参与，如妇科、放疗、化疗、泌尿、肛肠、整形等学科协同配合，将病例集中到有条件的综合性大医院诊治更为妥当。

对于病灶直径 < 2cm 的外阴癌，是否切除腹股沟 - 股淋巴结取决于肿瘤的浸润深度，故在术前活检时，不能仅做表浅活检。建议选择距离病灶边缘 1 ～ 2cm、包含部分皮下脂肪组织的整块切除活检（微小病灶可避免二次手术）或用 Keyes 活检。

19. 手术治疗趋势是在保证治疗效果的前提下，尽可能缩小手术范围

近年来，越来越重视外阴的美观和邻近器官功能

的保留及尽量减少术后对性功能的影响，外阴癌总的手术治疗趋势是在保证治疗效果的前提下，尽可能缩小手术范围。单切口术式（图9，图10）因手术并发症多、伤口裂开率高，现已基本不采用。而三切口技术则被越来越多的医师所接受（图11）。腹股沟－股淋巴结切除术的手术切口和切除范围目前已比较规范和明确，可采用腹股沟区的直切口和横切口，采用平行于腹股沟韧带下1～2cm的横直线切口更有利于术后伤口的愈合（图11 C）。

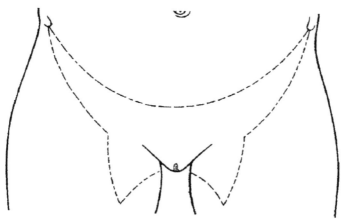

图9　单切口术式 Butterfly（蝴蝶形）切口

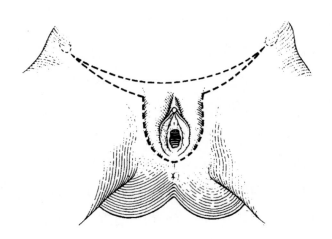

图 10　单切口术式 longhorn（长牛角形）切口

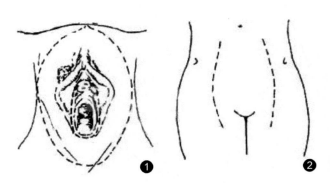

A1：外阴切口；A2：腹股沟切口

A

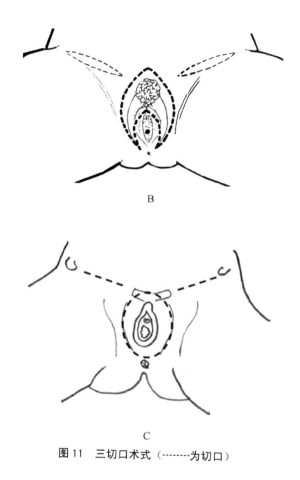

B

C

图 11　三切口术式（――――为切口）

20. 局部广泛切除术是目前外阴癌切除外阴病灶的最基本术式

由于语言差异、对手术解剖的理解不同和对外阴癌保守手术方式缺乏共识，导致了切除外阴病灶的术式命名相当混乱。在不同的著作和文献（包括 NCCN 指南）中，出现了 wide local excision（局部扩大切除术）、local radical excision（局部广泛切除术）、radical wide excision（扩大广泛切除术）、modified vulvectomy（改良外阴切除术）、modified radical vulvectomy（改良外阴广泛切除术）、radical hemivulvectomy（半外阴广泛切除术）、radical vulvectomy（广泛外阴切除术）、ultraradical surgery（超广泛手术）等众多名称，但每个名称并没有明确的定义和切除范围，往往使读者无所适从。

实际上，不论采用什么手术术式，外阴切除深度是一致的，即外阴的切除深度均需达到泌尿生殖膈。不同术式的区别只在于外阴切除宽度的不同。尽管术式众多，但局部广泛切除术（图 12）和广泛外阴切除术（图 11 C）是具有代表性的两个术式。前者适用于早期的局灶性病变，保证手术切缘达 1～2cm，可能需要或不需要同时行腹股沟-股淋巴结切除术；后者适用于局部晚期病变，除了广泛外阴切除外，还包括了腹股沟-股淋巴结切除术。

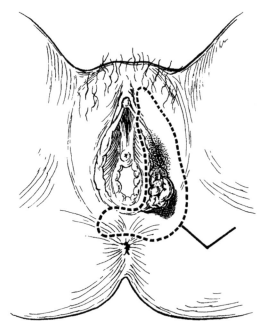

图 12　外阴局部广泛切除术

　　临床上，用什么术式名称并不重要，重要的是保证足够的手术切缘。手术切缘的宽窄是影响外阴局部复发的最重要因素，切缘 <8mm 者复发率明显升高。为达到镜下切缘超过 8mm 的要求，推荐大体的手术切缘距肿瘤边缘达 2cm 才比较保险。为了尽量减少手术对外阴外观的影响，在保证 2cm 以上切缘的前提下，一侧病灶不需切除对侧外阴，下部病灶可以保留阴蒂，

上部病灶可以保留会阴后联合。因此，局部广泛切除术
是目前外阴癌切除外阴病灶的最基本术式，该术式在预
防局部复发方面与广泛外阴切除术同样有效（图13）。

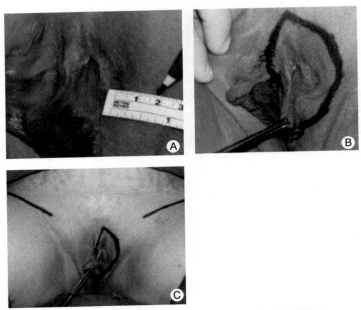

图13　三切口外阴局部广泛切除术和腹股沟淋巴结切除术
（彩图见彩插1）

NCCN 和 FIGO 中中线部位病灶的标准是不一样
的，NCCN 指南中是肿瘤离中线部位 ≥ 2cm 才不认为
是中线肿瘤，而 FIGO 指南的标准是 1cm。位于中线部

位的肿瘤如果有切除淋巴结的指征，必须切除双侧腹股沟－股淋巴结。对于这两个不同标准，由于早期肿瘤本身淋巴转移机会少，可采用 FIGO 标准，局部晚期肿瘤则采用 NCCN 标准。

*21.*NCCN 指南最值得商榷的推荐是对局部晚期肿瘤外阴原发灶的处理

NCCN 指南推荐先切除腹股沟－股淋巴结，如淋巴结阴性，对外阴原发灶行同期放化疗；如淋巴结阳性，则同时对腹股沟区淋巴结和外阴病灶进行同期放化疗，没有将切除外阴原发灶作为初治疗手段。

在 FIGO 指南中，对腹股沟淋巴结的处理推荐和 NCCN 是一样的，但对外阴原发病灶却主要推荐手术切除；只是对不适宜手术治疗的患者，才推荐同期放化疗治疗原发肿瘤及腹股沟淋巴结和盆腔淋巴结。FIGO 指南提出，如果手术切除原发肿瘤可以达到切缘阴性、不会损伤括约肌造成大小便失禁，手术是理想的治疗方案。如果手术需要做人工肛门／尿流改道，则最好先行放疗后再手术以缩小手术范围，进行肿瘤瘤床切除／可见残余病灶切除。

　　当然，FIGO 也提到同期放化疗已被广泛应用于手术切除可能会损伤会阴中心结构的大块病灶的患者，已有放化疗后无须手术达到完全缓解的相关报道，依据治疗前确定的腹股沟淋巴结状态来决定腹股沟淋巴结和盆腔淋巴结是否需要一起放疗。对于这个问题，我们比较赞同 FIGO 的观点。对于外阴巨块原发灶，普通外照射放疗要达到放疗的治疗量往往会导致周围皮肤的不可逆损伤甚至坏死，尽管可以采用插植放疗等手段杀灭肿瘤，使肿瘤消退，但总不如切除病灶来得直接。故能手术切除者还是应该尽量手术切除，术后再配合放疗及化疗。

　　类似于乳腺癌，外阴癌的前哨淋巴结活检技术比较成熟和完善。全面系统的腹股沟 – 股淋巴结切除加术后放疗往往引起严重的下肢和外阴淋巴水肿，而且多数是不可逆的，应用前哨淋巴结活检技术可减轻这些并发症，值得推广应用。

手术方法技巧之我见

22. 大字形体位可满足同时切除腹股沟淋巴结和外阴病灶

外阴癌手术一般采用大字形体位（图14），切除范围在外阴病灶以外2～3cm。先进行标记，在病灶外侧2cm的位置画一个环形切口，标记外阴病灶切除范围。两侧腹股沟切口采用横切口。做好标记后进行外阴和腹部消毒，同时消毒阴道。铺巾后开始手术前，为了遵循无瘤原则，在手术以前先用纱布把癌灶盖起来并进行缝合，缝合时需注意将手术前画的环形切口线留出来，在手术时就不会因为纱布遮挡影响到外阴的切口选择。

进行腹股沟淋巴结切除时，在腹股沟韧带下 0.5cm 处做横切口，切口不需要太大，6cm 左右即可。此处皮肤脂肪分浅层和深层，术中需辨认两层的分界，将浅层组织全部保留，切除深层全部淋巴脂肪组织。分层的目的是为了避免切口下方如锯齿状参差不齐，减少术后伤口坏死的问题。切除上界为腹股沟韧带上 2cm，外界的标记是髂前上棘，内界的解剖标记是耻骨结节，下界为股三角下缘。切除此范围内筋膜前所有的淋巴脂肪组织。

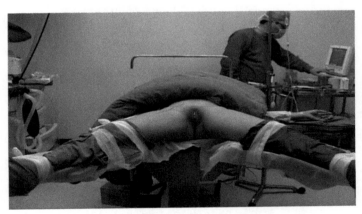

图 14　大字形体位（彩图见彩插 2）

23. 保留大隐静脉可减少术后下肢水肿

手术时最好保留大隐静脉主干（图 15），以减少手术后下肢水肿程度，在股三角区域大隐静脉多数有两根粗大的血管，一根是主干，一根是分支，还有 4 ～ 5 支小分支。在大隐静脉前方的分支可切断结扎，侧方和后方分支尽量保留。

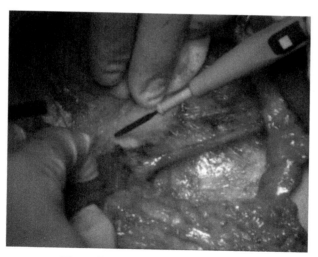

图 15　保留大隐静脉（彩图见彩插 3）

切除边界确定后，从内向外、从四周向中间分离，最后分离到股动静脉表面的位置，整块切除腹股沟浅淋巴结。如果需要切除腹股沟深淋巴结，可以打开血管鞘膜，将血管周围的淋巴脂肪组织清除掉。

做完腹股沟淋巴切除以后，开始做外阴病灶切除。按照刚才标记的切口线来切除外阴。外阴部位皮下同样分浅层和深层，保留浅层全层，切除深层组织至深筋膜。外阴病灶的切除需向皮下做潜行分离，将皮下两侧贯通。

24. 切除外阴病灶时尽量避免损伤尿道和直肠

切除阴蒂部位附近的病灶时需注意避免损伤尿道。术中可插入导尿管做指引，通过触摸导尿管的位置，来避开尿道，这样可以避免盲目地把尿道切断。

切除直肠附近病灶可将手指放在直肠做指引，避免损伤直肠。

外阴病灶整块全部切除后，需要更换手套后再进行缝合。腹股沟位置放引流管，缝合时需过底缝合，需要注意避免针扎到股动脉和股静脉。缝合外阴时，因为外阴的切口有张力，缝合时需进行好的设计，尽量减少缝合以后皮肤的张力。

　　术后创面可不加压包扎，用凡士林油纱布把伤口覆盖，然后用这些皮肤敷贴封闭，手术后进行持续负压引流。

手术技巧创新

25. 大字形体位

大字形体位，这个体位可以同时满足腹股沟淋巴结切除和外阴切除的需要，不需要手术中途变换体位。

26. 三切口腹股沟横直线技术

采用三切口腹股沟横直线切口技术（图 16），在腹股沟韧带下 1cm 处取长 6 ～ 8cm 横直线切口，保留皮下浅层全层组织，将深层组织全部切除。腹股沟切口和外阴切口皮下贯通，将腹股沟和外阴之间的淋巴引流经过的组织清除干净，并有利于皮瓣的移位，在缝合外阴时减少外阴切口的张力。保留大隐静脉，减少下肢水肿。

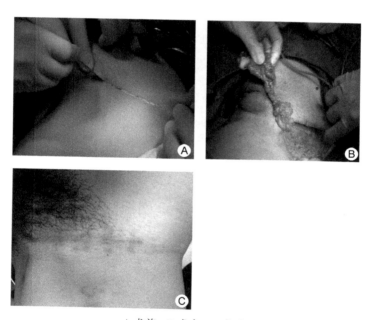

A 术前；B 术中；C 术后

图 16　腹股沟横直线切口（彩图见彩插 4）

27. 外阴切口上窄下宽

外阴病灶切除一般采用局部广泛切除术式，切

口距离肿瘤边缘 2 ～ 3cm，皮下潜行分离，上窄下宽
（图 17）。

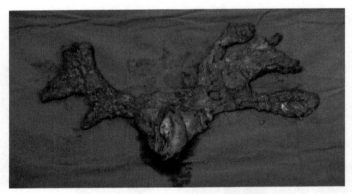

图 17　切口上窄下宽（彩图见彩插 5）

28. 过底缝合、负压引流

重建缝合时采用过底缝合，缝合时注意尽量减少
缝合的张力。

腹股沟部位引流采用持续负压引流的方法，术后
不需要加压包扎，在腹股沟区放置沙袋压迫即可。

外阴癌随访

29. 妇科检查和细胞学、HPV 检查是主要的随访项目

外阴癌治疗后前 2 年每 3 ～ 6 个月随访一次，第 3 ～ 5 年每 6 ～ 12 个月随访一次，以后每年随访一次。

因为下生殖道上皮内病变多与高危型 HPV 感染相关，有相同的病因，随访时除了注意检查外阴的情况外，建议进行宫颈 / 阴道细胞学筛查以便早期发现病变。若症状 / 临床检查怀疑复发，需进行影像学检查（X 线胸片、CT、PET、PET-CT、MRI）及实验室检查（血

常规、血尿素氮、肌酐）。同时，对患者进行健康宣教，如可能出现的复发症状、外阴营养不良表现、定期自检、正确的生活方式、肥胖、运动、营养咨询、性健康、阴道扩张器及阴道润滑剂的使用方法等方面的知识。

复发外阴癌的治疗

30. 复发外阴癌的治疗需多学科参与

临床怀疑复发外阴癌，需进行影像学检查了解转移灶情况，建议病理活检以确诊远处转移。复发分局部复发和远处转移，治疗可分为以下两种情况：①局限于外阴的临床复发；②淋巴结复发/远处转移。

局限于外阴的临床复发（淋巴结阴性，既往无放疗史），推荐根治性切除病灶（大块的中央型复发患者可考虑盆腔廓清术）＋单侧/双侧腹股沟－股淋巴结切除术（既往未切除淋巴结者）。若术后切缘、淋巴结病理和临床病灶均阴性，可随访观察；若切缘阳性，淋巴结病理及临床病灶均阴性，可再次手术切除 / 放疗 ± 同期化疗（支持同期化疗的证据等级为 2B 级）；若切缘阴性，淋巴结阳性，术后行放疗 ± 同期化疗；若切缘及淋巴结均阳性，术后行放疗 ± 同期化疗 ± 再次手术切除。

31. 二次或多次手术常需要皮瓣移植

对复发外阴癌的患者进行二次切除术，往往因为外阴切除范围太大，初次手术 / 放疗后形成的外阴瘢痕及血供不良，皮肤张力大不易拉伸，容易形成再次手术后切口愈合不良，往往需要在切除后行外阴皮瓣转移 / 植皮，或利用手术术野附近的组织覆盖手术创面，所以整形科的支持至关重要。

一例复发外阴癌患者利用阴道前壁覆盖尿道周围创面，术后恢复好，不影响排尿功能（图 18）。

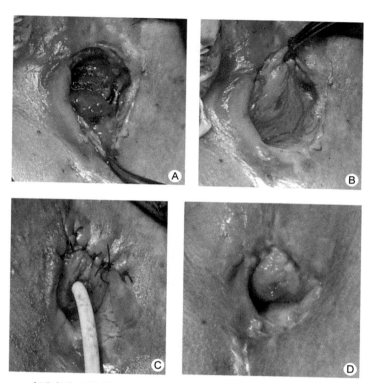

A：复发部位在尿道口周围，切除部分尿道和尿道周围组织；B：分离阴道前壁上提；C：缝合于切口边缘，并在尿道位置打洞开口形成新的尿道口；D：术后恢复情况，不影响排尿功能

图18　利用阴道前壁覆盖尿道周围创面（彩图见彩插6）

　　一例复发部位位于会阴后联合的患者，切除外阴复发病灶后皮肤缺损较大，直接缝合张力大，采用皮瓣移位的方法减少缝合切口张力（图19）。

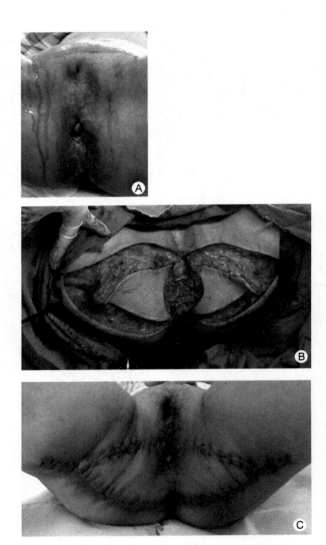

A：复发部位位于会阴后联合；B：切除外阴复发病灶后皮肤缺损较大；

C：采用皮瓣移位方法缝合

图 19　切除位于会阴后联合的复发病灶后皮瓣移位（图彩见彩插 7）

一例复发部位位于阴蒂附近的患者，切除病灶后创面较大（图20），采用皮瓣转移的方法，修补缺损创面。

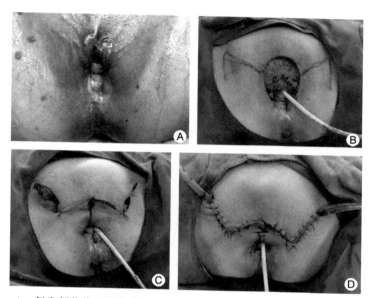

A：复发部位位于阴蒂附近；B：切除复发病灶；C：采用皮瓣移位的方法；D：修补缺损创面

图20　复发部位位于阴蒂附近的皮瓣移位（彩图见彩插8）

一例复发部位位于阴阜的患者，切除病灶后，采用皮瓣移位方法，修复缺损创面的情况（图21）。

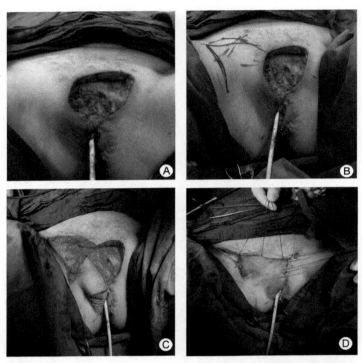

A：复发部位位于阴阜；B：切除复发病灶；C：采用皮瓣移位的方法；
D：修复缺损创面

图 21　复发部位位于阴阜的皮瓣移位（彩图见彩插 9）

　　一例手术经放疗后反复病发患者利用带蒂皮瓣转移修复外阴创面，形成新的尿道口和阴道口（图 22）。

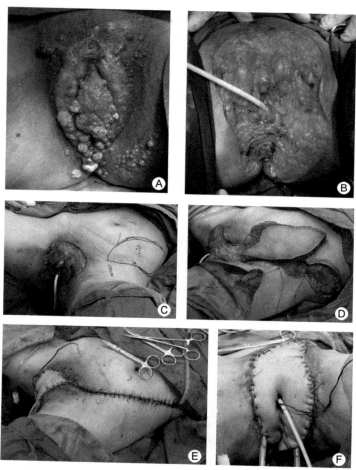

A：手术经放疗后反复病发的外阴癌患者；B：切除复发病灶后整个外阴几乎完全缺损；C：在上腹部取带蒂皮瓣；D：取上腹部带蒂皮瓣；E：转移皮瓣修补外阴创面；F：在皮瓣上开口，形成新的尿道口和阴道口

图 22　带蒂皮瓣转移修复外阴创面（彩图见彩插 10）

晚期外阴癌如果外阴病灶广泛，皮肤切除范围较大时，常常需要采用复发外阴癌的外阴整形方法进行外阴修复，两者的方法可互为参考。一例晚期外阴癌，采用单切口技术，同时切除外阴病灶和双侧腹股沟淋巴结，术后皮瓣转移的手术（图23）。

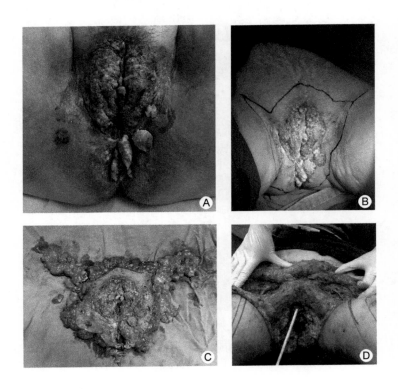

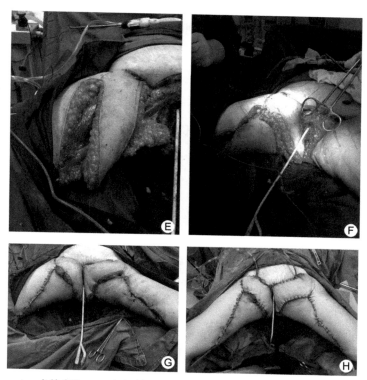

A：术前病灶；B：标记单切口手术切除范围；C：切除整块标本；
D：外阴和双侧腹股沟淋巴结切除后的手术创面；E：取右侧股前内侧
皮瓣；F：右侧股皮瓣转移缝合；G：皮肤对合；H：手术结束
图 23　采用单切口技术切除外阴病灶和双侧腹股沟淋巴结
（彩图见彩插 11）

32. 淋巴结复发预后很差，多需要采用综合治疗方法

（1）淋巴结复发 / 远处转移

淋巴结复发和远处转移预后极差，需要多学科联合治疗，采用包括手术、放疗和化疗等综合治疗手段。

（2）淋巴结复发

若既往未接受放疗，适宜手术者可行阳性淋巴结切除 ± 腹股沟 - 股淋巴结系统切除术，术后辅助放疗 ± 同期化疗；如阳性淋巴结较固定 / 复发灶较大不宜手术者，则行同期放化疗；若既往有放疗史，推荐全身化疗、姑息性 / 最佳支持治疗、参与临床研究。

（3）多发盆腔淋巴结转移 / 远处转移 / 既往曾接受盆腔放疗

推荐全身化疗、姑息性 / 最佳支持治疗、参与临床研究。

（4）孤立盆腔淋巴结转移且既往无放疗史

可手术切除病灶，术后辅助放疗 ± 同期化疗。

外阴癌治疗新进展及展望

33. 外阴癌新辅助化疗尚有争议

早期外阴癌以手术治疗为主，随着手术技巧的不断发展，早期患者的治愈率不断提高。但对于晚期尤其是局部晚期患者，当病灶广泛累及周围组织，包括尿道、阴道、肛门、直肠等，直接行手术/放射治疗创伤较大，患者术后生活质量低下，心理接受度低，治疗效果不佳。针对这部分患者，学者们也在不断探讨更为优化的治疗方案，包括同期放化疗、新辅助放疗后手术治疗、新辅助放化疗后手术治疗、新辅助化疗后手

术 / 放射治疗。

既往认为，外阴癌对化疗不敏感，因此化疗在外阴癌中的应用不多，但到目前为止所发表的临床研究大多显示化疗可以明显缩小外阴癌肿瘤体积，缩小手术范围，因此辅助化疗也逐渐受到重视。

新辅助化疗是指在主要治疗（包括放疗和化疗）之前，给予数个疗程的化疗，使肿瘤的体积 / 范围缩小，在保证疗效的前提下，缩小手术及放疗范围。

理论而言，对这些患者先给予化疗，待局部病灶缩小后，再行后续治疗，可以缩小手术范围、减少手术创伤、缩小放疗区域、降低放疗剂量、减少放疗的不良反应，从而提高患者的生活质量。由于目前越来越多的证据表明，化疗可以起到放疗增敏的作用，因此以放疗为主要治疗手段者通常行同期放化疗，而不是在放疗前先行化疗。故新辅助化疗主要应用在局部晚期患者的手术治疗前。

由于外阴癌本身发病率不高，且晚期外阴癌仅约占外阴癌总数的 1/3，相关研究纳入合适病例较困难，所以关于外阴癌的新辅助化疗方面的研究也不多，尤其缺乏大样本前瞻性病例对照研究。

新辅助化疗主要用于局部晚期患者，即 FIGO 分期为Ⅲ期 / Ⅳ期的患者；除此之外，也用于部分复发后再接受治疗的患者。在 2015 年 FIGO 的外阴癌治疗指南中提到，已有小型的回顾性研究表明，累及尿道和肛门的局部晚期外阴癌患者，采用顺铂、氟尿嘧啶、其他药物进行新辅助化疗后，手术有助于保留肛门括约肌和（或）尿道。对于这些局部晚期的外阴癌患者，直接手术不易切净病灶，且手术范围大，创伤较大，术后生活质量低下，可考虑新辅助化疗方案。

34. 新辅助化疗方案及效果

已经发表的有限的关于外阴癌新辅助化疗的相关研究中，方案涉及用法多样，包括博来霉素、甲氨蝶呤联合洛莫司汀，顺铂、博来霉素联合甲氨蝶呤，安西他滨、甲氨蝶呤联合 5- 氟尿嘧啶，顺铂联合 5- 氟尿嘧啶，顺铂联合紫杉醇，顺铂、5- 氟尿嘧啶联合紫杉醇，长春新碱、博来霉素联合顺铂，紫杉醇联合卡铂，博来霉素单药，紫杉醇单药。各方案用药周期也长短不一，从每周 1 疗程到每 7 周 1 疗程不等。用药途径多样，包括肌内注射、静脉输注、口服。效果评价主要包括化疗前后病灶大小的变化、手术切除病理标本的镜下情况、追踪随访的无复发生存率及无复发生存期。以上这些方案的完全缓解率在8%～11%，部分缓解率为20%～89%，疾病稳定无进展率为81%～100%。

最早的关于外阴癌新辅助化疗的研究是Durrant等1990年发表的，将化疗用于晚期不可切除的外阴癌患者中，所用方案为博来霉素、甲氨蝶呤联合环己亚硝胺。该研究属于欧洲癌症研究与治疗组织（European Organisation for Research and Treatment of Cancer, EORTC）的Ⅱ期临床研究。

1993年，Benedetti等将顺铂、博来霉素联合甲氨蝶呤方案用于21例局部晚期外阴癌患者（FIGO分期均为ⅣA期），局部反应率（完全反应率＋部分反应率）为77%，随后的手术切除率为90%（其中有33%的患者病理降级好转）。此项研究表明新辅助化疗后行手术治疗是可行的，且术后病死率降低。但是随后进行的随访表明，3年生存率仅24%,68%的患者在治疗后3～17个月复发，50%的患者复发时发生远处转移。通过此项研究，研究者并不认为新辅助化疗能够改善预后。但考虑到所有患者均为ⅣA期，且影响生存率的因素较多，包括患者的一般状态、原发肿瘤病理类型、是否有淋巴结转移等。因此，后续仍有学者进行此方面的研究。

2001年，EORTC又发表了继1990年之后的关于博来霉素、甲氨蝶呤联合环己亚硝胺用于局部晚期、复发性及不可切除外阴鳞癌的系列研究。研究者认为外阴鳞癌对化疗敏感，但是最佳的化疗方案仍需要继续探讨。

Bafna等的回顾性研究中，对9例患者应用改良的CMF方案取得了较满意的效果，即环磷酰胺（500mg）、甲氨蝶呤（50mg）联合5-氟尿嘧啶（500mg）在第1天及第8天给药，间隔10天后再给予下一疗程化疗。化疗后有8例患者部分缓解，1例完全缓解，所有患者的手术标本切缘均为阴性。经过8～48个月的随访，2例患者复发，7例无复发生存。因此，此项研究显示了用改良的CMF方案新辅助化疗联合手术治疗后取得了较为满意的效果。

Han等进行的前瞻性单方案单中心研究取得的效果并不能让研究者满意。在这研究中，包含了4例局部晚期外阴癌患者和2例复发患者，在给予紫杉醇联合卡铂周疗数个疗程后，行手术治疗。在用药过程中，3 例患者疾病进展。经过 4.2 个月的中位随访期后，3 例患者死于疾病进展，1 例患者死于其他疾病，只有 2 例患者完成了新辅助化疗联合根治性外阴切除加双侧腹股沟 - 股淋巴结切除术。

一项紫杉醇联合顺铂方案用于外阴癌新辅助化疗的研究中，患者术后随访效果较好。此项研究中，9 名患者接受了新辅助化疗联合手术治疗，经过长达 40 个月的中位随访期后，55.5% 的患者无复发，其中包括 2 名复发后的长期存活者，分别存活 5 年和 9 年。因此，综合以上各方案的研究结果，改良的 CMF 方案及紫杉醇联合顺铂方案用于外阴癌的新辅助化疗效果较好。

另外，也有学者对不同方案进行研究，比较其效果是否存在差异。在 Geisler 等的研究中，比较了 5- 氟尿嘧啶联合顺铂 3 周疗和顺铂单药 3 周疗的效果，联合化疗的部分缓解率为 60%（6/10），病理完全缓解率为 40%（4/10），联合化疗组的总缓解率为 100%；顺铂单药组的患者化疗后效果不佳，均无反应（0/3）。经过 49 个月的中位随访时间后，联合化疗组 90% 的患者无复发生存，平均生存时间 79 个月；单药组疾病全部复发，平均生存时间是 9 个月。最后有 64%（9/14）的患者在化疗后可以将病灶切除干净而不用行廓清术。

Domingues 等的研究比较了博来霉素单药连续输注 10 天、紫杉醇单药周疗和 5- 氟尿嘧啶联合顺铂周疗方案的效果，博来霉素单药组的完全缓解率为 10%（1/10），部分缓解率 50%（1/2）；紫杉醇单药部分缓解率为 40%（2/5）；联合用药组部分缓解率为 20%（1/5）。经过中位时间为 22 个月的随访期，三组的无复发生存率分别为 30%（3/10）、20%（1/5）、10%（1/10）。三组患者无复发生存的平均总生存期分别为 46 个月、17 个月、7 个月。最后有 40%（2/5）的患者在化疗后可以将病灶切除干净而不用行廓清术。

到目前为止，Aragona 等的研究行新辅助化疗的局部晚期患者例数最多，有 35 例患者纳入研究，将这些患者分为顺铂联合 5- 氟尿嘧啶组（n=12），顺铂联合紫杉醇组（n=6），顺铂、5- 氟尿嘧啶及紫杉醇组（n=6），长春新碱、博来霉素及顺铂组（n=6），博来霉素单药组（n=5）。结果表明，有 33 名患者完成了既定化疗方案，总的部分缓解率为 90.9%（30/33），另外 3 名患者疾病稳定无进展（9.1%）。最终有 27 名患者新辅助化疗后行手术治疗，在经过了中位时间为 49 个月的随访后，疾病无复发生存率为 69%（24/35），手术后复发比率为 15%（4/27），四组中均有 1 位患者在随访期间疾病复发。从以上研究可以看出虽然不同方案之间的有效率差别较大，但以博来霉素、铂类药物为基础的化疗方案对局部晚期外阴癌的效果较好，值得将来进一步研究。

新辅助化疗的不良反应及处理：局部晚期外阴癌患者在接受新辅助化疗期间，也会经历不同程度、不同类型的不良反应，主要包括以下几个方面：粒细胞减少、脱发、恶心、呕吐、神经毒性等。其中粒细胞减少是最常见的不良反应，但通常给予粒细胞集落刺激因子后患者可以恢复，有少数患者需要在再次化疗时减量，极少数患者不能耐受化疗而终止新辅助化疗，改用其他方式治疗。

化疗疗程数和手术间隔：化疗作为局部晚期外阴癌的一种辅助治疗手段，并不是越多越好。一般给予 2～3 个疗程的化疗，在化疗第 2 疗程结束后对患者进行临床评价，如效果较好（包括完全反应和部分反应），则再进行一个疗程的化疗，随后行手术治疗。如果疾病稳定 /

进展，则不再继续化疗，直接手术治疗。有周疗作为新
辅助化疗方案时，术前化疗高达 9 个疗程。手术治疗的
时间一般选择在化疗结束 2 周后，此时化疗所导致的粒
细胞减少等不良反应基本已恢复，患者能够耐受手术
治疗。手术方式可根据患者具体情况而定，一般行根治
性外阴切除术 / 外阴局部广泛切除联合双侧腹股沟 – 股
淋巴结切除术。

35. 外阴癌的治疗尚需积累经验，多中心联合研究非常重要

外阴癌新辅助化疗目前的研究尚不多，与新辅助
放化疗比较而言，其研究还不够深入。目前的研究均是
对一些常规化疗方案的评价，由于例数较少，随机对
照临床困难，因此还不能确定有说服力的方案。

另外，对于现在用得越来越多的靶向治疗药物，
在外阴癌的新辅助化疗方案设计中尚未涉及。由于对外
阴肿瘤特性与化疗之间关系的研究较少，因此目前的
研究中均采用肿瘤大小变化等一些常用的疗效评价方
法，期待将来能在化疗前通过分子生物学的方法预测
疗效，这样对于患者制订个体化治疗方案会取得更大

的疗效空间。

外阴癌发病率低，病例数少，且分散在各家医疗机构，较难积累诊疗经验，因此需要多中心联合进行相关的临床研究。目前的研究报道多是针对外阴癌中发病率相对较高的鳞状细胞癌，而其他特殊病理类型的外阴恶性肿瘤更少提及，也需要多中心联合进行更为深入的研究。

参考文献

1. Ramanah R, Lesieur B, Ballester M, et al. Trends in of late-stage squamous cell vulvar carcinomas: analysis of the surveillance, epidemiology, and end results (SEER) database. Int J Gynecol Cance, 2012, 22 (5): 854-859.

2. Hacker NF, Eifel PJ, van der Velden J. Cancer of the vulva. Int J Gynaecol Obstet, 2015, 131 (S2): S76-83.

3. Wagenaar HC, Colombo N, Vergote I, et al. Bleomycin, methotrexate, and CCNU in locally advanced or recurrent, inoperable, squamous-cell carcinoma of the vulva: an EORTC Gynaecological Cancer Cooperative Group Study. European Organization for Research and Treatment of Cancer. Gynecol Oncol, 2001, 81 (3): 348-354.

4. Bafna UD, Devi UM, Naik KA, et al. Carcinoma of the vulva:

a retrospective review of 37 cases at a regional cancer centre in South India. J Obstet Gynaecol, 2004, 24 (4): 403-407.

5. Han SN, Vergote I, Amant F. Weekly paclitaxel/carboplatin in the treatment of locally advanced, recurrent, or metastatic vulvar cancer. Int J Gynecol Cancer, 2012, 22 (5): 865-868.

6. Raspagliesi F, Zanaboni F, Martinelli F, et al. Role of paclitaxel and cisplatin as the neoadjuvant treatment for locally advanced squamous cell carcinoma of the vulva. J Gynecol Oncol, 2014, 25 (1): 22-29.

7. Geisler JP, Manahan KJ, Buller RE. Neoadjuvant chemotherapy in vulvar cancer: avoiding primary exenteration.Gynecol Oncol, 2006, 100 (1): 53-57.

8. Domingues AP, Mota F, Durão M, et al. Neoadjuvant chemotherapy in advanced vulvar cancer. Int J Gynecol Cancer, 2010, 20 (2): 294-298.

9. Aragona AM, Cuneo N, Soderini AH, et al. Tailoring the treatment of locally advanced squamous cell carcinoma of the vulva: neoadjuvant chemotherapy followed by radical surgery: results from a multicenter study. Int J Gynecol Cancer, 2012, 22 (7): 1258-1263.

出版者后记
Postscript

1 年时间，365 个日夜，300 位权威专家对每本书每个细节的精雕细琢，终于我们怀着忐忑的心情迎来了《中国医学临床百家》丛书的出版。我们科学技术文献出版社自 1973 年成立即开始出版医学图书，40 余年来，医学图书的内容和出版形式都发生了很大变化，这些无一不与医学的发展和进步相关。

近几年，中国的临床医学有了很大的发展，在国际医学领域也开始崭露头角。以北京天坛医院牵头的 CHANCE 研究成果改写美国脑血管病二级预防指南为标志，中国一批临床专家的科研成果正在走向世界。但是，这些权威临床专家的科研成果多数首先发表在国外期刊上，之后才在国内期刊、会议中展现。如果出版专著，又为多人合著，专家个人的观点和成果精华被稀释。

为改变这种零落的展现方式，作为科技部所属的唯一一家出版机构，我们有责任为中国的临床医生提供一个系统展示临床研究成果的舞台。为此，我们策划出版了这套高端医学专著——《中国医学临床百家》丛书。"百家"既指临床各学科的权威专家，也取百家争鸣之义。

丛书中每一本书阐述一种疾病的最新研究成果及专家观点，按年度持续出版，强调医学知识的权威性和时效性，以期细致、连续、全面展示我国临床医学的发展历程。与其他医学专著相比，本丛书具有出版周期短、持续性强、主题突出、内容精练、阅读体验佳等特点。在图书出版的同时，同步通过万方数据库等互联网平台进入全国的医院，让各级临床医师和医学科研人员通过数据库检索到专家观点，并能迅速在临床实践中得以应用。

在与专家们沟通过程中，他们对丛书出版的高度认可给了我们坚定的信心。北京协和医院邱贵兴院士表示"这个项目是出版界的创新……项目持续开展下去，对促进中国临床学科的发展能起到很大作用"。北京大学第一医院霍勇教授认为"百家丛书很有意义"。复旦大学附属华山医院毛颖教授说"中国医学临床百家给了我们一个深度阐释和抒发观点的平台，我愿意将我的学术观点通过这个平台展示出来"。我们感谢这么多临床专家积极参与本丛书的写作，他们在深夜里的奋笔，感动着我们，鼓舞着我们，这是对本丛书的巨大支持，也是对我们出版工作的肯定，我们由衷地感谢！

在传统媒体与新兴媒体相融合的今天，打造好这套在互联网时代出版与传播的高端医学专著，为临床科研成果的快速转化服务，为中国临床医学的创新及临床医师诊疗水平的提升服务，我们一直在努力！

科学技术文献出版社

2016 年春

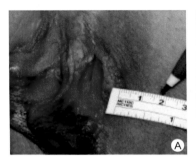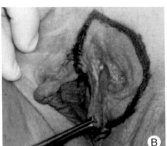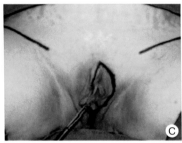

彩插 1　三切口外阴局部广泛切除术和腹股沟淋巴结切除术

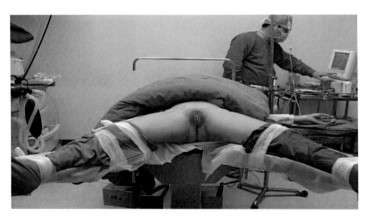

彩插 2　大字形体位

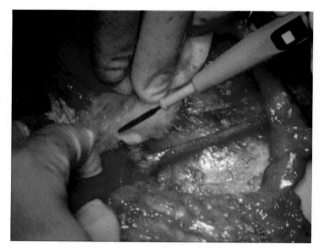

彩插 3　保留大隐静脉

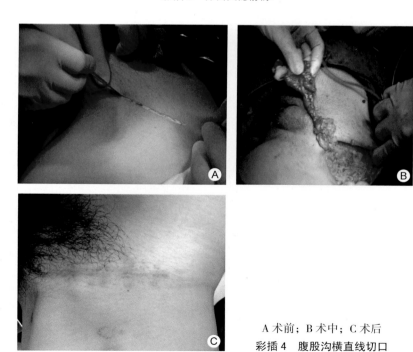

A 术前；B 术中；C 术后
彩插 4　腹股沟横直线切口

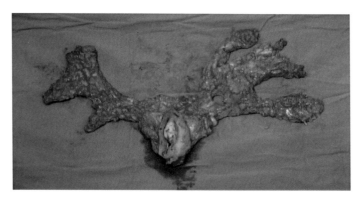

彩插 5 切口上窄下宽

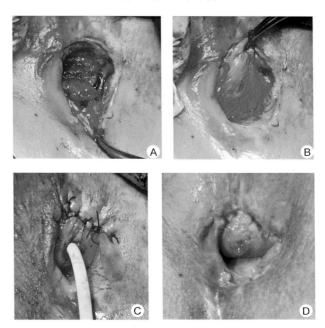

A：复发部位在尿道口周围，切除部分尿道和尿道周围组织；
B：分离阴道前壁上提；C：缝合于切口边缘，并在尿道位置打洞开口形成新的尿道口；D：术后恢复情况，不影响排尿功能

彩插 6 利用阴道前壁覆盖尿道周围创面

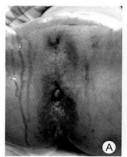
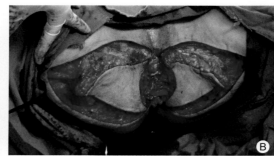

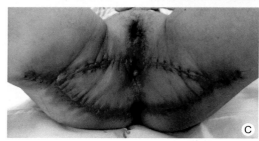

A：复发部位位于会阴后联合；B：切除外阴复发病灶后皮肤缺损较大；C：采用皮瓣移位方法缝合

彩插 7 切除位于会阴后联合的复发病灶后皮瓣移位

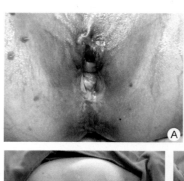
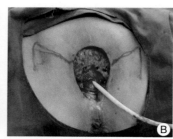

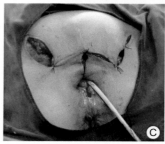
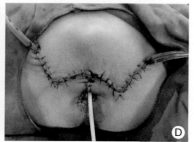

A：复发部位位于阴蒂附近；B：切除复发病灶；C：采用皮瓣移位的方法；
D：修补缺损创面

彩插 8 复发部位位于阴蒂附近的皮瓣移位

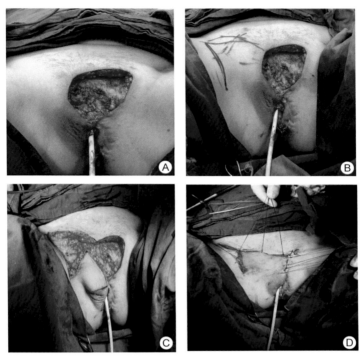

A：复发部位位于阴阜；B：切除复发病灶；C：采用皮瓣移位的方法；
D：修复缺损创面

彩插 9 复发部位位于阴阜的皮瓣移位

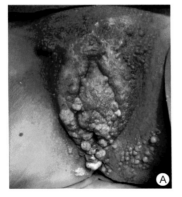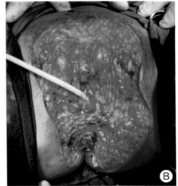

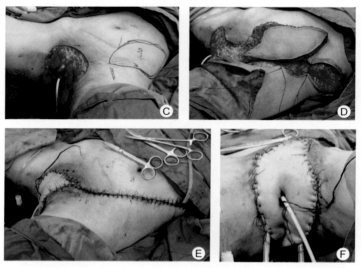

A：手术经放疗后反复病发的外阴癌患者；B：切除复发病灶后整个外阴几乎完全缺损；C：在上腹部取带蒂皮瓣；D：取上腹部带蒂皮瓣；E：转移皮瓣修补外阴创面；F：在皮瓣上开口，形成新的尿道口和阴道口

彩插 10　带蒂皮瓣转移修复外阴创面

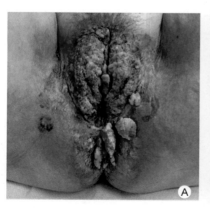

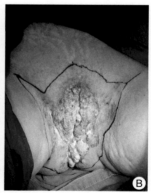

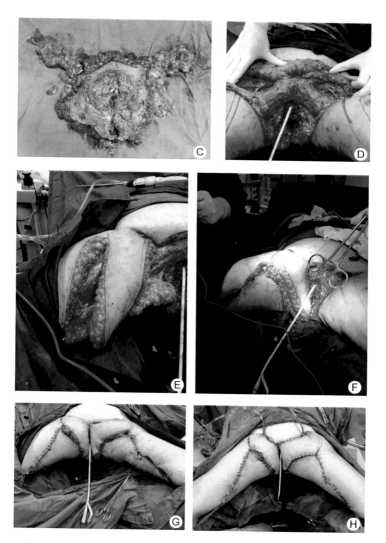

A：术前病灶；B：标记单切口手术切除范围；C：切除整块标本；
D：外阴和双侧腹股沟淋巴结切除后的手术创面；E：取右侧股前内侧
皮瓣；F：右侧股皮瓣转移缝合；G：皮肤对合；H：手术结束

彩插 11　采用单切口技术切除外阴病灶和双侧腹股沟淋巴结